Dr. med. Friedrich Douwes

In 21 Tagen
zu einem gesünderen
Krebspatienten

Wenn Sie zu krank sind, um ein dickes Buch zu lesen, dann sollten Sie in diesem Büchlein blättern. Bekämpfen Sie Ihren persönlichen Krebs jeden Tag ein bisschen intensiver.

Werden Sie in 21 Tagen zu einem gesünderen Krebspatienten!

Tag Nr. 1
Hoffnung, Optimismus und ein
kämpferischer Geist

Konzentrieren Sie sich auf die Teile Ihres Körpers, die im Moment richtig arbeiten und konzentrieren Sie sich nicht auf Ihren Krebs. Da Sie gesund genug und lebendig genug sind, um dieses Buch zu lesen, arbeitet schließlich irgendetwas in Ihrem Körper. Bedanken Sie sich bei allen und für alles, was Ihnen einfällt! Sich zu bedanken ist Balsam für Ihre Seele und Ihren Körper.

Welche Prioritäten haben Sie in Ihrem Leben? Mit anderen Worten: Was in Ihrem Leben hat Vorrang? Haben sich die Prioritäten geändert, seitdem Sie wissen, dass Sie Krebs haben? Haben Sie sich selbst verändert? Ist es möglich, dass die Diagnose Krebs Sie wie ein Alarmsignal erschreckt hat?

Wir alle werden einmal sterben. Die Frage ist aber nicht ob, sondern wann. Für Krebspatienten hat dieses „wann" eine unmittelbarere Bedeutung. Dabei sollte unser Weiterleben für uns alle eine besondere Bedeutung haben, denn das Leben ist kostbar und sollte keinesfalls verschwendet werden. Viele von uns grämen sich tagelang wegen Kleinigkeiten, sorgen sich um bedeutungslose Details. Wir verschwenden zu viel Zeit, um uns über unwichtige Dinge oder Begebenheiten Gedanken zu machen und verlieren dabei den Blick auf die wirkliche Bedeutung des Lebens.

Seien Sie im Hier und Jetzt, schätzen Sie, was Sie tun, pflegen Sie Ihre Freundschaften und Familienbande, genießen Sie die Sonnenaufgänge und Sonnenuntergänge. Saugen Sie all die Schönheit, Musik, Fröhlichkeit und Sinnlichkeit um uns herum auf, Dinge, die in den heutigen, stressbetonten Zeiten kaum noch bemerkt werden. Leben Sie in Frieden mit Ihrem Schöpfer, vorausgesetzt, Sie glauben an eine höhere Macht.

Jeden Tag gewinnen Menschen den Kampf gegen den Krebs. Allerdings ist die Angst vor dem Tod kein guter Grund, um zu leben! Kümmern Sie sich also noch heute aktiv um eine verbesserte Sichtweise auf die Dinge Ihrer Umgebung, fangen Sie an, einen kämpferischen „Ich-kann"-Geist zu entwickeln, der Sie bei der Bekämpfung Ihrer Krebskrankheit unterstützt.

Finden Sie einen anderen Patienten, einen Geliebten, ein Familienmitglied oder einen Freund, der so freundlich ist, Sie bei Ihrem Kampf zu begleiten und Sie motiviert, sobald es schwierig wird, Ihren neuen Kampfgeist aufrecht zu erhalten.

Seien Sie enthusiastisch. Das Wort Enthusiasmus kommt aus dem griechischen und meint „mit Gott". Mit Freude, mit Enthusiasmus, mit

Anerkennung und mit einem gewissen Altruismus bekommen wir also einen Draht zu Gott.

Tag Nr. 2
Wissen, Daten, Fakten

Möglicherweise hat der Arzt, der Ihre Krebsdiagnose gestellt hat, bereits verschiedene Therapiepläne mit Ihnen. Aber das sind vielleicht nicht die einzigen Therapiemöglichkeiten, die in Ihrem Fall anwendbar sind und vielleicht sind es auch noch nicht einmal die besten.

Sie müssen selbst herausfinden, welche und wie viele Möglichkeiten Sie haben. In der heutigen Zeit ist es leichter als jemals zuvor, an die nötigen Informationen zu kommen. Gehen Sie ins Internet, investieren Sie ein paar Stunden und sammeln Sie Fakten, Adressen und

Telefonnummern von Menschen, die Ihnen bei Ihrer speziellen Krebserkrankung helfen können. Je mehr Sie über die einzelnen Behandlungsmöglichkeiten wissen, desto wahrscheinlicher ist es, dass Sie die richtige Entscheidung über den Zug treffen, auf den Sie springen werden, um Ihren Krebs zu besiegen.

Tag Nr. 3
Kraft durch Synergieeffekte der Ernährung

Synergie bedeutet: 1 + 1 = 3 oder 500, zumindest aber mehr als 2. Synergie bedeutet, dass die kombinierten Effekte von verschiedenen Faktoren letztendlich mehr ergeben, als wir uns davon versprochen haben.

Glauben Sie nicht an irgendwelche magische Stoffe oder Wunderpillen, die Ihren Krebs besiegen könnten. Solche Pillen gibt es nicht und wird es auch nicht geben, dafür ist die Krebskrankheit viel zu komplex und zu kompliziert. Bekannt ist aber, dass Ihr Körper fünfzig anerkannte, essentielle Nährstoffe plus ein paar hundert andere wertvolle Nahrungsbestandteile benötigt, die allesamt nur in einer gesunden, bekömmlichen Ernährung zu finden sind.

Was ist das wichtigste Teil an einem Auto?

"Der Motor", würden Sie hier vielleicht antworten.

Toll.

Wenn ich Ihnen einen Motor in die Hand drücke, dann zeigen Sie mir bitte, wie Sie damit nach Hause fahren wollen.

Ein Auto besteht, ähnlich wie ein gesunder

menschlicher Körper, aus vielen, vielen entscheidenden Anteilen. Der wichtigste Anteil ist immer derjenige, den Sie gerade nicht haben. Wenn Sie ein Haus bauen, müssen alle Rohmaterialien zur richtigen Stunde in der richtigen Menge zur Verfügung stehen, sonst können Sie kein stabiles Heim bauen. Das gleiche gilt für den menschlichen Körper.

Sie sollten darauf achten, dass Sie Ihrem Körper die richtigen Lebensmittel zur richtigen Zeit in der richtigen Menge zur Verfügung stellen, damit er zu einer sauberen starken „Maschine" wird, die gegen die Erkrankungen gut ankämpfen kann. Mit weniger ist es in der Krebsbekämpfung nicht getan!

Tag Nr. 4

Hungern Sie den Krebs aus!

Krebs ist ein Zuckerfresser. Die Wissenschaftler nennen das einen "obligatorischen Glukose-Verstoffwechsler."

Sie können Krebswachstum hemmen, indem Sie am „Sprit" für die Krebszelle sparen. Doch leider sind viele von uns schon fast zu summenden Bienen geworden, weil sie andauernd Säfte, Kuchen und Süßigkeiten zu sich nehmen. Der daraus resultierende hohe Blutzuckerspiegel begünstigt viele Erkrankungen, darunter Krebs, Diabetes, Herzerkrankungen, Bluthochdruck und Pilzinfektionen.

Eine Krebserkrankung können Sie nicht wirklich bekämpfen, wenn Sie dabei andauernd Ihren Blutzuckerspiegel durch die Ernährung hochhalten. Das ist, als würden Sie versuchen, einen Brand zu löschen, indem Sie Benzin ins Feuer gießen.

Hören Sie auf, Zucker zu essen!

Essen Sie überhaupt nur ganz wenig süße Lebensmittel, Früchte eingeschlossen. Starten Sie ein Sportprogramm, um Ihren Blutzuckerspiegel auf ein erträgliches Niveau zu bringen. Ihr Krebs wird nicht besonders glücklich darüber sein, wenn Sie versuchen, ihn auszuhungern.

Sie werden nach Zucker lechzen, mehr, als

Sie jemals nach Zucker gelechzt haben. Das ist aber nicht Ihr Hunger, sondern der, den Ihre Krebszellen haben! Ignorieren Sie sein Bedürfnis nach etwas Süßem und kämpfen Sie dagegen an.

Machen Sie Fisch und farbenfrohe Gemüsesorten zu den Säulen Ihrer Diät. Essen Sie eine kleine Menge frische Früchte möglichst zusammen mit einer kompletten Mahlzeit, weil das einen unnötigen Anstieg Ihres Blutzuckers verhindert. Und greifen Sie häufig zu Zimt, weil er den Blutzucker-spiegel stabilisiert.

Tag Nr. 5

Vermeiden Sie eine Fehlernährung

Krebs ist eine zehrende Krankheit. Über 40 Prozent aller Krebspatienten sterben nicht an ihrem Krebs, sondern an einer Fehlernährung.

Krebskranke entwickeln chemische Stoffe, die den Appetit zügeln, während der Krebs gleichzeitig den Kalorienbedarf in die Höhe treibt. Das bedeutet, dass die meisten Krebspatienten Gewicht verlieren.

Sie können aber keine lebensbedrohende Krankheit bekämpfen, wenn Sie unzureichend ernährt sind. Sie brauchen die besten Lebensmittel, die Sie bekommen können, um Ihr Immunsystem zu füttern, das ja Ihre Armee im Kampf gegen die tödlichen Krebszellen darstellt.

Das Rückgrat des Immunsystems besteht aus Proteinen. Wenn Sie keine festen Lebensmittel zu sich nehmen können, dann versuchen Sie einen Eiweißshake! Oder einen Smoothie!

Seien Sie erfinderisch und wecken Sie Ihre Freude an gesunden, frischen Lebensmitteln neu.

Tag Nr. 6

Ernährung + Medizin = verbesserte Ergebnisse

Während Chemotherapien und Bestrahlungen die Krebszellen abtöten können, sind sie selbstverständlich auch für Ihre gesunden Zellen Gift.

Ein gut ernährter Krebspatient kann seine gesunden Zellen aber gegen die toxischen Auswirkungen der Chemotherapie und Bestrahlung schützen, während die Krebszellen durch die Medizin immer schwächer werden.

Eine gute und ausreichende Ernährung macht also aus der Chemotherapie und der

Bestrahlung ein selektiveres Gift gegen den Krebs und ein weniger gefährliches Gift für den ganzen Patienten.

Übrigens: Hatten Sie heute schon Ihren Smoothie?

Tag Nr. 7

Unterstützen Sie Ihr Immunsystem

Ihr Immunsystem besteht aus über 20 Millionen Zellen, die zum einen wie Polizisten arbeiten und gleichzeitig wie die Müllabfuhr. Das Immunsystem ist dafür zuständig, die bösen Buben zu töten. Die bösen Buben, das sind alle Zellen, die nicht im gesamten Körper mitspielen. Es sind Krebszellen, Pilze, Bakterien, Viren und auch tote Zellen.

Das Motto Ihres Immunsystems ist: „Erschieß' die bösen Buben und bring sie mit dem Müll raus."

Aber wenn Sie Krebs haben, dann stimmt

etwas mit Ihrem Immunsystem nicht. Entweder Sie hatten zu viel Stress, eine toxische Belastung oder Sie sind fehlernährt.

Essen Sie gut und nehmen Sie medizinisch anerkannte Nahrungsergänzungsmittel zu sich. Reduzieren Sie Ihren Stress. Nehmen Sie Hilfe in Anspruch und visualisieren Sie Ihre Immunzellen. Sie müssen quasi vor sich sehen, wie Ihre Immunzellen die Krebszellen wie Haifische attackieren. Diese Visualisierungs-Technik funktioniert übrigens tatsächlich.

Entgiften Sie Ihren Körper. Wir haben heutzutage 1000 Mal mehr giftige Schwermetalle in unseren Körpern als unsere Vorfahren, die vor dem Industriezeitalter gelebt haben. Gifte erschweren es dem Immunsystem aber, gegen Krebszellen zu kämpfen.

Da sich unsere Zellen Billionen Mal am Tag teilen, kommt es schon einmal vor, dass ein paar Zellen missraten. Diese missratenen Zellen wachsen zu Krebszellen aus, die unser Immunsystem erkennt und gegen die es rigoros vorgeht.

Der durchschnittliche Erwachsene erkrankt während seines Lebens sechsmal an Krebs, aber nur 42 Prozent enden in einer onkologischen Klinik. Die anderen 58 Prozent hatten ein aufgewecktes Immunsystem, das die Person gegen die zerstörten Zellen geschützt und damit verhindert hat, dass daraus eine lebensbedrohliche Krebserkrankung wurde. Wenn Sie Ihr Immunsystem in Gang bekommen, ist das Ende Ihrer Krebserkrankung in Sicht.

Lebensmittel und Nahrungsergänzungsmittel haben bereits bewiesen, dass sie Immunfunktionen aufbauen können. Wenn Sie sich dafür interessieren, verweise ich auf mein Buch "Bausteine: Nährstoffe für ein gesundes Leben", Ratgeber Verlag, ISBN 978-3931688134.

Tag Nr. 8

Die heilende Kraft der Vollwertkost

Es ist erstaunlich, wie einfach die Antwort auf Krebs sein kann. Unsere brillanten Forscher haben 30 Jahre und über 45 Billionen unserer Steuergelder verbraucht und dabei nur mit den verschiedenen Möglichkeiten gekämpft, wie Krebs behandelt werden kann. Dabei hat die Natur dieses Problem schon vor Tausenden von Jahren gelöst.

Jeder von uns bekommt zu jeder Tages- und Nachtzeit Krebs, aber die magischen Ingredienzien einer Vollwertkost helfen dem Körper, den Krebs zu besiegen. Bestimmte Säuren induzieren den Selbst-

mord der Krebszellen. Lykopen aus Tomaten unterdrückt das Krebswachstum.
Genistein in Soja, Glutathion in grün-
blättrigem Gemüse, S-Allylcysteine in
Knoblauch und viele andere Stoffe sind
neu-wissenschaftlich entdeckte Krebs-
bekämpfer des 21. Jahrhunderts.

Sie müssen also nicht auf ein ärztliches
Rezept über irgendein Medikament
warten, das genauso viele schädliche
Nebenwirkungen wie Wirkungen hat und
monatlich Hunderte von Euro kostet. Die
tatsächlichen Wunderdrogen gegen Krebs
warten geduldig im nächstgelegenen Lebensmittelgeschäft oder im Reformhaus
auf Sie.

- Essen Sie Lebensmittel so natürlich wie möglich,

- Essen Sie so viele bunte Gemüsesorten, wie Ihr Darm verkraftet.

- Und wenn ein Lebensmittel weder verfault noch treibt, dann werfen Sie es weg.

Tag Nr. 9

Nahrhafte und köstliche Rezepte

Nachdem Sie jetzt verstanden haben, wie wichtig es ist, Vollwertkost zu sich zu nehmen um den Krebs zu bekämpfen, brauchen Sie nun ein paar Tipps, damit Sie dieses Essen auch tatsächlich gut zubereiten können.

Ich habe schon viele krebskranke Menschen begleitet, denen wir erzählt haben, dass Ihnen Lebensmittel helfen können, den Krebs zu besiegen. Frauen sind im Allgemeinen etwas empfänglicher für neue Kochideen. Männer hingegen haben meist kein Interesse daran, ihre seit 50 Jahren bestehenden Essgewohnheiten zu ändern. Bratensaft ist beispielsweise kein Getränk. Aber die Männer, die sich damals von unseren Rezepten abgewandt haben, sind heute verstorben.

Versuchen Sie einfach, Lebensmittel direkt aus der Natur zu nehmen, ein paar gesunde Gewürze dazu zu geben und schon haben Sie ein schnelles und wohlschmeckendes Gericht. Steinguttöpfe, Schnellkochtöpfe und Grillstationen sind gut dazu geeignet, nahrhafte und wohl-schmeckende Gerichte zu kochen. Einige Produkte sind äußerst gesund, wenn sie roh gegessen werden, wie beispielsweise verschiedene Gemüse- und alle Obstsorten. Ein Mixer oder Pürierstab macht aus Essensresten, die Ihnen im Moment nicht schmecken, einen ungewöhnlichen Smoothie oder eine wohlschmeckende Suppe.

Versuchen Sie es doch morgens einmal zum Frühstück mit einigen gekochten Eiern, zusammen mit etwas Hafergrütze und einer Melone. Gehen Sie zu einem Mittagessen mit gegrilltem Geflügelsandwich über, mit Spinat und Zwiebeln, mildem Reis, einer Schüssel dunklem, frischen Gemüse, mit selbst gemachtem italienischen Dressing und einer kleinen Schüssel Himbeeren zum Nachtisch.

Ein einfaches leichtes Abendessen könnte zum Beispiel gegrillter Heilbutt mit Zitrone sein, gebackenen Süßkartoffeln, frischen Tomaten, Zwiebelscheiben und einem selbst gemachten italienischen Dressing. Zum Dessert gibt es eine halbe frische Papaya.

Das alles ist nahrhaftes Essen, das leicht zuzubereiten ist und dessen Zutaten Sie im nächstgelegenen Lebensmittelgeschäft kaufen können. Es wird Ihnen dabei helfen, den Krebs zu besiegen.

Tag Nr. 10

Kräutermedizin

Es gibt tausend verschiedene Kräuter, die seit Tausenden von Jahren dazu benutzt werden, Krebs zu bekämpfen. Von keinem kann man sagen, dass es alle Arten von Krebs bekämpfen kann, aber viele von ihnen unterstützen die Immunfunktionen, sind selbst nicht giftig, aber entgiften.

Wenn Sie wissen möchten, welches Kraut alle Krebspatienten unter allen Umständen und immer zu sich nehmen sollten, dann fangen Sie mit Knoblauch an. Als Lebensmittel, als Gewürz oder auch als Nahrungsergänzungsmittel. Viele andere Gewürze verdienen ebenfalls Ihre Aufmerksamkeit, doch dazu kommen wir noch.

Astragalus, Curcumin, Meeresalgen, Güldenkraut, Ginseng, Ginkgo und Ingwer stehen auf der goldenen Hitparade der Gewürze, die Ihnen alle dabei helfen können, sich von Ihrem Krebs zu erholen. Arbeiten Sie mit einem Fachmann zusammen, der Ihnen dabei hilft, die besten Gewürze für Ihre Krankheit, Ihre Therapie, Ihren Geldbeutel und Ihren Magen herauszufinden.

Tag Nr. 11

Gesunde Fette

Während zu viel Fett und die falsche Fettart Millionen von Menschen während der letzten 50 Jahre umgebracht haben, stellen wir nun eine neue Form von Fehlernährung in Sachen Fett fest, nämlich einen Mangel an essentiellen Fetten. Wir nehmen nicht genug Fischöl, Borretsch- oder Primelöl, Leinöl oder konjugierte Linolsäuren aus dem Fleisch von Wiederkäuern wie Kühen und Schafen sowie Haifischleberöl zu uns. Das sind aber allesamt Fette, die Ihnen im Kampf gegen den Krebs helfen.

Um ganz einfach anzufangen, nehmen Sie

täglich ein paar Kapseln Fischöl. Sie können aber auch eine köstliche gesunde, italienische Salatsoße machen, indem Sie Rapsöl, Leinöl, Olivenöl, Wasser, Essig und einige Gewürze benutzen. Die richtigen Fette in Ihrer Ernährung werden die künftigen Wege für die guten Prostaglandine setzen, die unverzichtbar sind, um Krebs zu bekämpfen. Gesunde Fette bauen die Zellmembranen auf und helfen dabei, den Blutzuckerspiegel zu senken, indem sie das Insulin wirkungsvoller machen. Gesunde Fette ermöglichen den Immunzellen, Krebszellen schneller zu erkennen und zu zerstören.

Tag Nr. 12

Mineralstoffe

Früher haben die Bauern den Boden gedüngt und mit Kompost angereichert, bevor sie das Getreide gepflanzt haben. In Zeiten der modernen Landwirtschaft verwenden wir als Düngemittel Nitrogen, Phosphor und Kalium. Mit jeder Ernte entsteht ein immer größerer Mangel an wichtigen Mineralstoffen für unsere Gesundheit, sowohl in den Böden, als auch in unseren Körpern.

So haben Wissenschaftler beispielsweise herausgefunden, dass eine Prise Selen (200 µg) täglich genügt, um die Wahrscheinlichkeit, an Krebs zu erkranken, um

60 Prozent zu verringern und um die Immunfunktionen dramatisch zu erhöhen. Wenn Tiere kein Magnesium bekommen, entwickeln sie spontan ein Lymphom. Ein Teil der Krebsepidemien ist auf den ernsthaften Mangel an essentiellen Mineralstoffen zurückzuführen.

Kaufen Sie sich ein Nahrungsergänzungsmittel, das Mineralstoffe enthält und zwar geringe Mengen von Calcium, Magnesium, Chrom und Selen. Nehmen Sie auch ein bisschen Seetang zu sich, der reich an den Mineralstoffen ist, die wir im Meer finden und die auch in unseren Körperflüssigkeiten sein sollten.

Tag Nr. 13

Vitamine

Vitamine sind die Fabrikarbeiter. Sie machen die Arbeit. Kalorien sind ihr Benzin, also ihre Energie, während Mineralien ein Teil der Struktur sind und den Vitaminen bei der Arbeit helfen. Kaufen Sie sich ein weit gefächertes Nahrungsergänzungsmittel*, das Vitamine enthält und fügen Sie zusätzlich folgende Vitamine hinzu: Vitamin C 1 bis 4 Gramm am Tag, Vitamin E, 400 bis 800 μg/Tag sowie Fischöl.

* Ich empfehle Opti Immun von Euro Nutrador B.V.

Tag Nr. 14

Probiotische Lebensmittel - freundliche Bakterien

Prof. Elie Metchnikoff hat 1908 den Nobelpreis für seine Arbeit am Immunsystem erhalten. Er hat später die Bakterien entdeckt, die den Joghurt machen (die Laktobazillen). Seine Erkenntnisse: Unsere Gedärme werden nur allzu oft von feindlichen Organismen und freien Radikalen belagert. Wenn wir nährstoffreiches Essen zu uns nehmen, wird unsere gut ausgebildete Kolonie von freundlichen Bakterien in unserem Darm die Hefe essen. Aber wir essen zu viel Fett, zu viel Zucker, nicht genug Ballaststoffe, sehr wenig probiotisches Essen wie Joghurt und

Tempeh, wir nehmen Antibiotika (die sämtliche Bakterien im Körper abtöten, auch die guten, die wir brauchen) und setzen uns Stress aus. All diese Dinge haben einen Einfluss auf die Balance zwischen den guten und schlechten Mikroorganismen in unseren Därmen.

Das bedeutet schlussendlich, dass sich im Darm Hefe aufhäuft, eventuell auch Hefepilze, während die guten Bakterien fehlen, die unser Immunsystem im Darm unterstützen sollten. Wir nennen das Dysbiose und viele Gesundheitsprobleme entstehen, wenn nicht die richtigen Mikro-organismen in der notwendigen Anzahl zur Verfügung stehen.

Essen Sie also mehr Ballaststoffe und keinen weißen Zucker. Trinken Sie viel stilles Wasser. Essen Sie täglich ein Naturjoghurt oder nehmen Sie ein probiotisches Nahrungsergänzungsmittel.

Achten Sie zudem darauf, dass Sie jeden Tag auf die Toilette gehen. Wenn es sein muss, benutzen Sie bitte leichte pflanzliche Abführmittel wie Senna. Nach jahrelanger Mangelernährung und chronischer Verstopfung brauchen manche Menschen eine Darmreinigung. Hier gibt es Kliniken, die entsprechende Therapien anbieten, wie zum Beispiel unsere Klinik St. Georg in Bad Aibling (fragen Sie nach der Colon-Hydro-Therapie).

Ungefähr 80 Prozent unseres Immunsystems wird durch den gastrointestinalen Trakt gesteuert. Das bedeutet, dass der Zustand Ihres Darmes darüber entscheidet, ob Sie als Krebspatient überleben werden oder nicht.

Tag Nr. 15

Wasser

Sowohl unser Körper, als auch die Oberfläche der Erde bestehen zu zwei Dritteln aus Wasser. Wasser ist die erstaunlichste Substanz auf Erden. Der Quell des Lebens in unserem Körper und die Lösung für alle Zellen in unserem Körper.

Trotzdem trinken die meisten Menschen nicht genug Wasser oder sie trinken kontaminiertes Wasser.

Flüsse, Seen und Ozeane wurden Jahrhunderte lang wie Abwasserkanäle verwendet, um unvorstellbare Giftmengen darin abzuladen. Und zum Schluss trinken wir das Zeug auch noch!

Dass unsere Wasservorräte so verschmutzt sind, ist mit ein Grund, warum die Krebsepidemie in diesem Land ständig ansteigt. Kaufen Sie sich ein gutes Wasserfiltersystem und installieren es in Ihrer Küche. Es gibt schon Geräte für 200,-- bis 300,-- Euro, Osmose-Filtergeräte kosten bis zu dreimal so viel. Wenn Ihnen das nicht möglich ist, kaufen Sie abgefülltes Wasser von einem respektablen Händler.

Trinken Sie genug Wasser, um Ihren Urin so zu verdünnen, dass er nahezu durchsichtig ist und kaum riecht. Eine chronische Dehydrierung zeigt sich in einer

faltigen Haut, Konzentrationsmangel, Verstopfung und vermehrten Infektionen,
kann aber auch als Krebserkrankung zum
Ausdruck kommen.

Wasser ist Ihr Freund. Trinken Sie viel
sauberes Wasser.

Tag Nr. 16

Atmen

Krebs ist anaerobes Wachstum. Gesunde Zellen in Ihrem Körper sind aerobisch, das heißt: Sie brauchen Sauerstoff. Krebs hasst eine gute Sauerstoffversorgung. Lungengewebe ist normalerweise sehr gut mit Sauerstoff versorgt und entwickelt Krebs daher im Allgemeinen nur als Folge von exzessivem Inhalieren von Karzinogenen (Rauchen) und wenn zu wenig Antioxidantien da sind, die das Lungengewebe schützen können.

Ich habe schon Lungenkrebspatienten bei Nichtrauchern gesehen, die ohne Probleme ihre Krankheit überwinden konnten, sofern sie willig waren, den Ratschlägen dieses Buches Folge zu leisten. Von allen Nährstoffen, die der menschliche Körper braucht, ist Sauerstoff der wichtigste.

Menschen brauchen Sauerstoff. Krebs braucht genau das Gegenteil.

Unglücklicherweise atmen die meisten Menschen höchst unzureichend. Verschaffen Sie sich etwas Übung, machen Sie Yoga, beginnen Sie damit, ordentlich einzuatmen.

Legen Sie sich mit einem Buch auf Ihrem Bauch auf den Boden. Beginnen Sie zu atmen, indem Sie das Buch hochziehen und dabei die Luft bis zur untersten Stelle

Ihrer Lungen einatmen. Atmen Sie weiter, indem Sie Ihre Lungen voll auffüllen und dabei Ihren Brustkorb aufblähen. Drehen Sie diesen Prozess beim Ausatmen um.

Diese Bauchatmung wird Ihren Körper voll und ganz mit Sauerstoff versorgen, was Ihre Krebszellen hassen werden. Sauerstoff ist für die Krebszellen, was Sonnenlicht für Vampire ist.

Tag Nr. 17
Verändern Sie den Grund für Ihre Erkrankung

Keiner der Kopfschmerzen hat, leidet an einem Mangel an Aspirin und keiner der Krebs hat, leidet an einem Mangel an Chemotherapie oder Bestrahlung. Diese Therapiearten mögen vielleicht die Tumorlast zumindest teilweise ein bisschen erleichtern, aber sie gehen nicht an den Grund, warum Sie diese Erkrankung bekommen haben.

Frau Maier leidet an metastasierendem Brustkrebs. In ihrem Fall liegt das daran, dass sie immer noch verletzt von einer sehr hasserfüllten Scheidung ist, die vor zwei

Jahren stattfand. Das hat ihre Katecholamine unter Stress gesetzt und ihr Immunsystem unterdrückt. Nacht für Nacht geht sie erst ins Bett, nachdem sie eine Schachtel süße Plätzchen gegessen hat. Es fehlt ihr an Fischöl, Zink und Vitamin E und sie hat eine Dysbalance von Östrogen und Progesteron in ihrem Körper.

Der Onkologe kann ihr die Brust entfernen, Tamoxifen und Östrogen-Tabletten geben, er kann eine Chemotherapie und Bestrahlungen verschreiben, aber keine dieser Therapien verändert die der Krankheit zugrunde liegende Ursache. Deshalb wird die Krankheit zurückkommen, es sei denn, es findet eine Umkehr statt.

Suchen Sie sich einen Arzt, der sich mit Nahrung und Nahrungsergänzung auskennt. Finden Sie heraus, was Sie in die Situation gebracht hat, in der Sie jetzt sind und erstellen Sie zusammen mit ihm einen Plan, wie Sie aus der Situation am besten wieder herauskommen.

Tag Nr. 18

Schluss mit der Hefepilzplage

Überall sind Pilze. Es gibt über 400.000 verschiedene Arten und 400 davon können im menschlichen Körper Krankheiten verursachen. Für uns sind Hefepilze sehr wichtig, denn sie sind die Bestattungsunternehmer und die Ökologen in unserem Immunsystem. Aber wenn das Immunsystem ohnehin schon geschwächt ist, wenn Giftstoffe den Körper belasten, wenn der Körper fehlernährt wird, bei einem sitzenden Lebensstil, bei Stress, zu viel Antibiotika und zu langem Aufenthalt in geschlossenen Räumen, dann werden wir zu den Opfern der Hefepilze.

Viele Krebspatienten bekommen zu ihrem Karzinom auch noch eine Pilzinfektion und wir haben guten Grund zur Annahme, dass auch eine Pilzinfektion schon mancher Krebserkrankung den Weg bereitet hat. Der Kolbenschimmelpilz oder Gießkannenschimmelpilz ist beispielsweise das giftige Nebenprodukt von Aflatoxin, einem bekannten Karzinogen. Und das ist nur die Spitze des Eisbergs. Machen Sie einen einfachen Urintest und schauen Sie, ob Sie unter einer übergroßen Schimmelbelastung leiden. Wenn dem so ist, dann sollten Sie folgendes tun:

1. Töten Sie die Schimmelpilze entweder mit einem Medikament oder mit Nahrungsergänzungsmitteln.

2. Hungern Sie den Schimmelpilz aus, indem Sie einem Diätplan folgen, der wenig einfache Kohlenhydrate enthält.

3. Machen Sie es dem Schimmelpilz unbequem, indem Sie Ihre körpereigenen Abwehrkräfte erhöhen.

Tag Nr. 19

Bekämpfen Sie die Krebssymptome

Wenn die Hitze Sie nicht umbringt, dann wird es die Feuchtigkeit tun und wenn der Krebs Sie nicht umbringt, dann werden es die Nebenwirkungen tun. Beide Seiten einer Sache verdienen Beachtung. Übelkeit, Depression, Schlaflosigkeit, Verstopfung, Durchfall, Anämie, Müdigkeit, Schwäche, Schmerzen und vieles andere sind bekannte Nebenwirkungen einer Krebser-krankung. Je nachdem, wie weit fortgeschritten Ihre Erkrankung bereits ist, wie viele medizinische Therapien Sie bereits über sich übergehen lassen mussten und wie Ihr generelles Allgemeinbefinden ist, sollten Sie Ihre Krebssymptome auf ein

Maß herunterschrauben, das Sie tolerieren können.

Geben Sie nicht einfach auf, nur weil sie schon so lange so sehr gelitten haben. Viele Leiden können durch Medikamente gelindert werden. Entweder durch allopathische Medikamente oder durch Medikamente aus der Naturheilmedizin.

Schmerzen und Unbehagen führen zu Stress. Stress wiederum führt zu einem reduzierten Immunsystem, was einen Krebspatienten tatsächlich töten kann.

Holen Sie sich Hilfe!

Tag Nr. 20
Reduzieren Sie Ihre Tumorlast

Wahrscheinlich braucht Ihr Körper Hilfe, wenn er mit zehn oder zwanzig Trillionen Krebszellen fertig werden muss. Sie brauchen diese Hilfe, um Ihre Tumorlast so weit einschränken zu können, dass Ihr eigener Körper und Ihre eigene Antikrebs-abwehrkraft wieder funktionstüchtig werden können.

Wenn Sie mit den Informationen arbeiten, die Sie am Tag Nr. 2 bekommen haben (Wissen, Optionen und Termine), dann starten Sie jetzt damit, Ihren Tumor zu verringern. Operation, Chemotherapie, Bestrahlung, Immuntherapie und Hyper-

thermie sind die bekannten Therapiemöglichkeiten. Leider kann keine Therapieform
alle Krebszellen in Ihrem Körper abtöten,
es sei denn, sie nehmen einen Fingerhut
voll Arsen. Danach wären aber nicht nur
alle Krebszellen tot, sondern auch Sie!

Chirurgen haben lange die aggressive
Cowboymethode durchexerziert, bei der
sie die ganze Krebsgeschwulst mitsamt
dem umliegenden Gewebe entfernt haben.
Leider mussten sie dabei feststellen, dass
sie unerträgliche Schmerzen verursachten,
wenn sie zu viele Lymphknoten, Lymph-
ödeme oder auch nur Lymphflüssigkeit
entfernten, bis es nötig wurde, ganze
Gliedmaßen zu amputieren.

„Entfernen Sie das Zielorgan!", lautete der Schlachtschrei vieler onkologischer Chirurgen. Auf die Spitze getrieben wurde es durch die Hemi-Ektomie, bei der einem Krebspatienten mit einem Sarkom unterhalb der Taille tatsächlich der ganze Unterleib entfernt wurde. Die Überlebensstatistiken dieser armen Opfer waren kaum anders als die der Sarkompatienten, an denen nicht herum geschnitten wurde. Das heißt, dass ein Ausräumen des Beckens, bei dem alle inneren Organe neben dem Tumor mit entfernt wurden, keine Verbesserung der Überlebensraten der Patienten bedeutete, dafür aber eine ernsthafte Verminderung der Lebensqualität für die verbleibenden Lebensmonate.

Das Mantra vieler Onkologen war, eine Chemotherapie zu verabreichen, die kurz unter der todbringenden Dosis lag: „Bringe deinen Patienten an den Rand des Grabes und rette ihn danach - wenn möglich."

Finden Sie einen Arzt, der mit Ihnen an einer zurückhaltenden Tumorreduktion arbeitet. Suchen Sie sich einen Arzt, der nicht zu viel und nicht zu wenig, sondern genau die richtige Menge an Tumormasse reduzieren kann und will.

Ihr Onkologe kann der Beginn Ihres Unterganges bedeuten, er kann aber auch derjenige sein, der Ihrem Körper etwas Zeit zum ein- und ausatmen gibt und der Ihre natürlichen Ressourcen wiedererweckt, so dass Ihre eigenen Mechanismen den Kampf gegen den Krebs wieder aufnehmen können.

Suchen Sie sich Ihren Arzt wohl überlegt aus!

Tag Nr. 21

Krankheit als Lehrmeister

Was haben Sie gelernt, seitdem Ihnen die Diagnose Krebs gestellt wurde? Haben sich Ihre Prioritäten verändert? Sehen Sie das Leben plötzlich anders? Können Sie nun die Sonnenuntergänge und Ihre Freunde mehr schätzen als vorher?

Wenn dem tatsächlich so ist, dann gehen Sie geraden Weges auf Ihre Heilung zu. Wenn dem nicht so ist, dann wachen Sie bitte auf. In meiner Arbeit und in meinen Gesprächen mit mehreren tausend Krebspatienten habe ich eine klare Aussage darüber bekommen, was das Erscheinen dieser Krankheit im Leben eines Menschen bedeutet. Die Krankheit kann eine unvermeidliche Lehre sein. Sie können die Ratschläge von Freunden ignorieren, nicht aber eine unheilbare Krankheit.

Ich selbst hatte meine eigenen gesundheitlichen Herausforderungen und jede davon hat mich viel gelehrt. Wir sind hier auf Erden für einen sehr begrenzten Zeitraum. Was machen wir mit dieser uns gegebenen Zeit und mit unseren Talenten? Sind Sie nur Mensch oder tun Sie auch Menschliches? Hassen Sie mehr als Sie lieben? Nehmen Sie mehr als Sie geben? Sehen Sie das Glas eher als halb leer als halb voll an? Verbringen Sie mehr Zeit damit, Ihre Ansprüche durchzusetzen, als Ihre Träume? Behandeln Sie Ihre Mitmenschen mit Respekt oder schikanieren Sie sie?

Krebs ist mehr als eine physikalisch-systemische Erkrankung und Krebs braucht auch mehr als nur gutes Essen und gute Medizin, um geheilt zu werden. Krebs ist ein Alarmsignal von äußerster Wichtigkeit. Menschen, die diesen Spießrutenlauf hinter sich gebracht haben, wurden tatsächlich zu besseren Menschen.

„Krebs war das Beste, was mir jemals passiert ist!", hat schon so manch ein Krebspatient vor versammeltem Publikum gesagt. Wenn Sie mit dieser Aussage übereinstimmen, geht es auch bei Ihnen in Richtung Besserung.

Im Orient wird das Wort Krise auf zwei Arten geschrieben. Eine davon bedeutet „Gefahr" und die andere bedeutet „Chancen". Krebs ist tatsächlich eine gefährliche Erkrankung. Über eine halbe Million Menschen sterben jährlich an ihr, aber es sind auch Tausende von Krebspatienten durch diese Erkrankung dazu gebracht worden, ihre Prioritäten und ihren Lebensstil neu zu arrangieren.

Respektieren Sie Ihren Körper, Ihren Tempel des Heiligen Geistes. Füllen Sie Ihre Gedanken und Ihre Stunden mit Freude, Leidenschaft, Hilfsbereitschaft, Musik, Gelächter, Spiel, Verehrung, Dankbarkeit, Freunden, Familie und Arbeit, damit kein Platz mehr für eine

Krebserkrankung ist.

Selbst ein Diamant ist nicht mehr als ein Stück Kohle, bevor er unter immensen Druck gebracht wird. Sie können zum Diamant werden, wenn Sie Ihren Krebs heilen.

Über den Autor

Dr. med. Friedrich Douwes, Jahrgang 1942, ist ein international renommierter Facharzt für Innere Medizin. Er genoss seine medizinische Ausbildung an den Universitäten Marburg, Zürich, der Schweiz und Heidelberg, assistierte in verschiedenen Kliniken der USA und schloss 1975 mit dem Facharzt für Innere Medizin ab.

Bereits fünf Jahre später avancierte er zum Ärztlichen Direktor einer onkologischen Fachklinik, behielt aber seine Forschungsarbeiten in den Bereichen der Hyperthermie, Immunologie und Elektrotherapie bei Krebspatienten bei.

Dr. Friedrich Douwes leitet als ärztlicher Direktor die onkologische Fachklinik „St. Georg" in Bad Aibling. Krebspatienten aus aller Welt, vor allem aber aus den USA, Australien, Neuseeland und ganz Europa melden sich bei ihm zur Behandlung an.

Dr. Douwes ist der 1. Vorsitzende des Freundeskreises ganzheitlicher Krebstherapie, Gesellschaft für gemeinnützige Krebshilfe e.V., Mitglied der Deutschen Krebsgesellschaft, Mitglied der Deutschen Gesellschaft für Hyperthermie e.V. (DGHT) und Präsident der Deutschen Gesellschaft für Onkologie e.V. (DGO). Für seine Forschungen und Arbeiten in den Themengebieten Hyperthermie, Elektrotherapie bei Krebspatienten sowie für sein

Lebenswerk erhielt er zahlreiche Ehrungen und Preise. Zudem veröffentlichte er mehrere Sach- und Fachbücher.

Über die Klinik St. Georg
in Bad Aibling

Unter der Leitung von Herrn Dr. med. Friedrich R. Douwes erlangte die Klinik St. Georg in Bad Aibling einen internationalen Stellenwert, so dass sich Krebspatienten aus aller Welt (USA, Israel, Australien, Neuseeland, Europäische Union) zur Therapie in der Klinik St. Georg anmelden.

Die Klinik St. Georg bietet als Kompetenzzentrum für Krebserkrankungen ganzheitliche und individuelle Krebstherapien an. Ziel ist es, die konventionellen Behandlungen, die bei einer Krebserkrankung Standard sind wie Operationen, Chemotherapien und Bestrahlungen, mit weiteren, komplementären Verfahren zu ergänzen und zu optimieren.

Diese Behandlungsmethoden bietet die Klinik an:

- Lokale Tiefenhyperthermie
- Ganzkörperhyperthermie
- Misteltherapie
- Vitamin C Infusionstherapie
- Orthomolekulare Therapie (Vitamine, Mineralien, Spurenelemente)
- Enzymtherapie
- Ernährung
- Ausleitung und Entgiftung
- Darmsanierung und Symbioselenkung
- Psychoonkologische Beratung und Schulung zur Autonomie

Dieses integrative Behandlungskonzept, das schulmedizinische und komplementäre Methoden vereinigt, führt erfahrungsgemäß zu einer:

- Milderung von Nebenwirkungen der Chemo- und Strahlentherapie
- Verzögerung beziehungsweise Vermeidung von Rezidiven und Metastasen
- Besserung des immunologischen Status
- Besserung des Allgemeinbefindens
- Schmerzreduktion
- Aufhellung depressiver Stimmungen
- Besserung von Appetit und Schlaf

Weitere Einzelheiten zum Behandlungskonzept erfahren Sie in dem Buch von Dr.
Friedrich Douwes "Dr. Douwes informiert:
Was Sie schon immer als Patient (etwas
genauer) wissen wollten", oder direkt bei
der Klinik www.klinik-st-georg.de

Impressum

In 21 Tagen zu einem gesünderen Krebs-patienten

© Dr. Friedrich Douwes 2004

Redaktionelle Überarbeitung, Lektorat: Brigitte van Hattem 2017

Umschlagfoto: Dr. Friedrich Douwes 2016

Dieses Buch gibt es auch als Hör-CD. Bei Interesse fragen Sie bitte in der Klinik St. Georg in Bad Aibling danach (www.klinik-st-georg.de)